Dieta Dash

Recetas sabrosas y saludables bajas en sodio para finalmente reducir su presión arterial

(Pierda peso y gane control de su salud)

Marco-Antonio Ibañez

TABLA DE CONTENIDOS

Introducción

La dieta DASH está destinada a ayudar a las personas que sufren de niveles altos de presión arterial. Modificando sus patrones y elecciones dietéticas para consumir alimentos deliciosos pero saludables, puede mantener sus niveles de presión arterial bajo control. Además de reducir el consumo de sodio, la dieta DASH también aumenta la absorción de potasio, magnesio y calcio. Siguiendo esta dieta, experimentarás un descenso en tus niveles de presión arterial de unos pocos puntos. Y si sigue continuamente este régimen de dieta, su presión arterial sistólica puede caer como máximo de 2 0-35 a 40 puntos. La dieta DASH y la pérdida de peso

Como la dieta Dash te anima a consumir sólo alimentos saludables, reducirá tu peso durante mucho tiempo. Te anima a consumir fácilmente carbohidratos complejos y almidones saludables. Los carbohidratos complejos contienen materiales vegetales como celulosa y fibra que no se digieren. Sólo se acumulan en el estómago, haciendo que te sientas lleno durante más tiempo. Esto evitará que tengas demasiados antojos, y como estás consumiendo alimentos que son densos en calorías, dando a tu cuerpo el tiempo suficiente para metabolizar los alimentos y utilizarlos como fuente de energía.

La dieta DASH conduce a un riñón más sano

La Fundación Nacional del Riñón apoya esta dieta. La hipertensión está relacionada con las enfermedades renales. También ayuda a disminuir el nivel de presión arterial, más probablemente, la reducción de las enfermedades renales. Una persona tiene que limitar su consumo de sal, y otros alimentos ricos en sodio puede ayudar a reducir la formación de cálculos renales.

¿Por Qué Funciona La Dieta DASH?

La alimentación juega un papel vital en el desarrollo de la hipertensión. Las investigaciones han demostrado que comer alimentos ricos en sodio, especialmente alimentos procesados, simplemente puede aumentar la posibilidad de desarrollar hipertensión. Pero, ¿puede la dieta por sí sola ayudar a estabilizar los niveles de presión arterial? Los investigadores de los Institutos Nacionales de la Salud señalaron que las intervenciones dietéticas desempeñan un papel fundamental en la mejora de las personas que padecen diferentes situaciones. Un cambio en la dieta puede reducir el nivel de presión arterial sistólica entre 6 y 2 2 mmHg. Esto significa que seguir el régimen dietético adecuado y omitir alimentos que no son útiles para el nivel de presión arterial puede brindar alivio a los hipertensos.

La dieta DASH fue desarrollada por nutricionistas expertos y ha pasado por varios ensayos para demostrar que puede beneficiarse al reducir la presión sistólica. La reducción de la presión arterial sistólica se observó no sólo entre los hipertensos, sino también entre los que tienen niveles normales de presión arterial.

Capítulo 1: Reducir El Sodio

Una dieta restringida en sodio provoca una caída de la presión arterial. No se recomiendan más de 2 6 00 mg de sal por día para obtener el máximo efecto. Los alimentos procesados suelen tener un alto contenido de sal. Son la principal fuente de sal en la dieta. Alrededor del 2 2 por ciento del sodio en la dieta proviene de fuentes naturales, mientras que el 2 2 por ciento se agrega durante la preparación y el consumo de alimentos. Los bocadillos, los productos preparados con tomate, la pizza congelada, las cenas para microondas, el queso, las carnes procesadas los condimentos, los aderezos para ensaladas y los cereales instantáneos se encuentran entre los alimentos ricos en sal. El pan, los bagels y los muffins ingleses son ejemplos de productos horneados que agregan fácilmente sodio a la dieta. Sin embargo, las alternativas bajas en sodio son cada vez más fáciles de encontrar. Además, los alimentos caseros contienen menos sodio que los alimentos procesados. Elija artículos bajos en sodio o sin sodio cuando la opción esté disponible.

Lea las etiquetas para saber cuánta sal hay en ciertos alimentos. Los productos con la designación "bajo en sodio" contienen 2 6 0 mg o menos de sodio por porción, mientras que los productos con la designación "reducido en sodio" contienen al menos un 26 % menos de sodio que el producto original. Básicamente, si no hay una versión baja en sodio del alimento, considere cambiar a una variedad diferente. Por ejemplo, elija judías verdes congeladas o frescas en lugar de judías verdes enlatadas. Hacer un sustituto bajo en sodio en casa es una excelente opción. Haga sus propias sopas, adobos y productos horneados para reducir significativamente el contenido de sodio.

Use hierbas y especias para dar sabor a su comida en lugar de sal. Esta es una excelente manera de aumentar la nutrición y reducir la sal en los alimentos.

Capitolo 2: La Mejor Manera De Sacar Provecho A Este Libro

Antes de sumergirnos en el tema que aquí nos atañe, ¿por qué no conocer algunas pautas para sacarle un mayor provecho a este libro? El capítulo que tienes a continuación sirve como entrada principal a un conjunto de temas y subtemas que están orientados a brindarte todas las herramientas necesarias para que elijas tu dieta ideal conforme a tus características individuales. Sin embargo, me pareció pertinente que antes de comenzar dejemos claras algunas pautas y sugerencias para que la caminata no solo sea funcional en términos de aprendizaje, sino también entretenida y llena de dinámica.

Una de las razones por las que me planteé escribir un capítulo-antesala es para aclarar todas las dudas pertinentes a los planes de alimentación más comunes y populares en la actualidad. Surge, pues, la necesidad de entender por qué nos cuesta tanto escoger la dieta ideal en función de especificidades como: gustos, condición clínica, disponibilidad financiera, disponibilidad de tiempo, entre otros factores tanto o más importantes a la hora de tomar una decisión efectiva. ¿Has buscado alguna posible explicación a las decisiones equivocadas que has tomado hasta el momento? Lo primero es entender que se trata de una situación totalmente comprensible. Como seres humanos, cometemos errores. En muchas ocasiones, estos errores se pueden evitar; en otros, no. Este capítulo busca responder a todas las preguntas al respecto.

Ahora bien, ¿qué encontrarás en las siguientes páginas? En primer lugar, algunas reflexiones que buscan aclarar dudas en lo concerniente a la importancia de escoger bien las dietas que implementaremos. Aunque mucho se ha hablado sobre este tema, y puede parecer una obviedad, siempre he considerado fundamental sentar bases sólidas y concretas sobre las que construir una estructura que soporte hasta los peores escenarios. Por otro lado, este es un libro que va dirigido a distintos grupos de lectores. Lectores a los que les cuesta tomar la mejor decisión por razones muy diversas.

La segunda parte del capítulo, 6 pautas para sacar todo el jugo de este libro, contiene 6 recomendaciones doradas, que me han sido de gran ayuda a lo largo de mi trayectoria. Recomendaciones o pautas que persiguen una profundización en el tema central de estas páginas. Te diré, antes de continuar, qué es lo que no me interesa. No me interesan los lectores pasivos, aquellos que después de terminar la última página toman el libro y lo esconden en lo más profundo de su estantería personal. Este tipo de lectores solo busca entretenimiento pero el compromiso es esencial cuando se tocan temas asociados a nuestro bienestar. Así que te invito a tomar una actitud activa frente a la información que obtendrás durante este recorrido.

Este libro tiene el potencial de convertirse en tu mano derecha, en tu guía práctica para la toma de decisiones. Lo primero, pues, es comprometerte contigo misma/o, con lo que para ti representa cumplir tus objetivos. Y, para lograrlo, nada es más importante que empezar con el pie derecho. Esta es la razón medular de este capítulo.

Capitolo 3: ¿Por Qué Es Tan Importante Escoger Bien?

A lo largo de mi trayectoria como especialista en el crecimiento personal y el desarrollo de planes alimenticios efectivos, me he topado cientos de veces con esta pregunta. Yo mismo, en algún momento de mi vida, me enfrenté a una de las justas preguntas trascendentales sobre este tema. Ahora bien, ¿has pensado en esto? En lo personal, considero que son tres las razones fundamentales por las que es tan importante tomar una decisión funcional y efectiva en cuanto a qué dieta implementar. Cada una de estas razones contiene un trasfondo realmente relacionado contigo, con tu felicidad, con tu realización como individuo. Estas son las tres razones primordiales por las que elegir bien es tan necesario.

Para cuidar tu salud: fundamental. La mayoría de las personas que se interesan en cambiar sus hábitos alimenticios lo hacen movidos por la necesidad de mejorar sus condiciones de vida. Algunos lo hacen para adelgazar, otros solo para cuidar la salud de su corazón, otros para mejorar su resistencia física. En cualquier caso, la salud es el principal motivo por el que elegir fácilmente la dieta adecuada se vuelve imprescindible. Si hoy escoges una dieta baja en calcio, sin tener en cuenta tu salud ósea, es evidente que exacerbarás cualquier síntoma asociado a tus patologías previas. Si lo que quieres es perder peso, tendrás que seleccionar una dieta que te provea los minerales y las vitaminas necesarias para que tu organismo funcione adecuadamente. Una razón de peso, sin lugar a dudas.

Para cuidar tu autoconfianza: ¿cuál es la relación entre elegir bien y la autoconfianza? La respuesta se encuentra en el grado de dificultad de la dieta que escojas. Por ejemplo, si te decides por una dieta basada únicamente en frutas y siempre has sido amante de la carne roja, más pronto que tarde te rendirás, tirarás la toalla. Créeme, nada es más doloroso para nuestra autoestima que reconocernos incapaces de cumplir un propósito. Desde el momento en que tomas la decisión, esta se convierte en propósito, en objetivo. Fallar en el camino será un duro golpe a tu autoconfianza, lo que deviene siempre en desmotivación.

Cuidar tu tiempo: el tiempo es el recurso realmente crucial que tenemos los seres humanos. Un recurso que, además, es equitativamente repartido con cada nuevo amanecer. El alba supone 24 nuevas horas de regalo; 24 nuevas oportunidades de hacer lo que queremos, de no cometer los mismos errores del pasado. Perder tiempo y energía es un absurdo que no tiene justificación. Cuando elegimos una dieta que no va de la mano con lo que somos, que no es compatible con nosotros, perdemos el tiempo en autoengaños, tratando de justificar que las cosas no salen o no son como esperábamos. Estoy convencida de que quienes respetan y valoran su tiempo, invierten minutos y horas en tomar buenas decisiones que no impliquen esfuerzos y derroches desmesurados.

Capítulo 4: Recetas De Muestra

La dieta DASH es reconocida por el Departamento de Agricultura de EE. UU. Por ser uno de los planes de alimentación más saludables disponibles para las personas hoy en día. La dieta DASH tiene su reconocida eficacia junto con el veganismo, el vegetarianismo y la dieta mediterránea. La dieta DASH ha sido referida por algunas personas como la contraparte americanizada de la dieta mediterránea.

De manera similar, enfatizan el consumo apropiado de alimentos no procesados, granos integrales y carnes magras. Lo que diferencia la dieta DASH de otros planes de dieta preexistentes es que, en lugar de ser restrictivo, es más inclusivo. En lugar de una cantidad fuertemente inhibidora de ingesta de calorías, la dieta

DASH lo promueve. Los investigadores y creadores de esta dieta formularon el plan de alimentación con alimentos que la gente ya está comiendo o que comúnmente están disponibles para ellos, para que les sea más fácil administrarlos y adoptarlos en lugar de comer alimentos nuevos o aquellos que son difíciles de encontrar en fuentes locales.

¡Aquí es donde comienza! Puede comenzar cómodamente su dieta DASH y asegurarse de que puede comprometerse con ella tomando algunas de estas recetas de muestra. Todos los consejos mencionados anteriormente serán útiles a lo largo de estas recetas.

La dieta DASH presenta muchas recetas diferentes que van desde aperitivos y bebidas hasta platos principales, desde platos de pan hasta postres. Elija los que están más cerca de la comida que tiene en su dieta actual. Seguramente podrá encontrar algo que disfrute comiendo.

Capítulo 5: Ducharse Antes De Acostarse

Para muchas personas, una ducha nocturna se siente como el final natural del día. Este hábito nocturno realmente puede afectar la temperatura de tu cuerpo y, como resultado, la calidad de tu sueño.

La temperatura corporal juega un papel importante en el ciclo de sueño y vigilia, y los cuerpos humanos naturalmente experimentan una disminución en la temperatura corporal central.[2] antes del sueño nocturno. Los científicos han descubierto que al afectar este proceso natural de regulación de la temperatura, las duchas y los baños pueden afectar el sueño. Echaremos un vistazo a los beneficios de ducharse antes de acostarse y examinaremos si una ducha caliente o fría es mejor para dormir.

Beneficios de ducharse antes de acostarse

Cuando se incorpora a una rutina a la hora de acostarse, una ducha nocturna puede ayudar a indicarle a su cerebro que es hora de dormir. Bañarse por la noche también asegura que estará más limpio cuando se vaya a la cama, reduciendo la acumulación de sudor, suciedad y aceites corporales en la ropa de cama.

Además, la investigación sugiere que ducharse antes de acostarse podría proporcionar otros beneficios. Estos beneficios varían, dependiendo de si te duchas con agua fría o caliente.

Efectos de las duchas calientes en el sueño

Un creciente cuerpo de investigación sugiere que tomar una ducha o un baño caliente antes de acostarse puede mejorar el sueño. En las horas previas a la hora de acostarse, la temperatura central del cuerpo humano se enfría naturalmente, mientras que la temperatura de la piel de las manos y los pies aumenta. Los científicos plantean la hipótesis de que sumergir el cuerpo en agua tibia ayuda a este proceso natural de regulación de la temperatura y, como resultado, mejora el sueño. Los investigadores han denominado a este fenómeno el "efecto del baño tibio".

La investigación le da credibilidad al efecto del baño tibio. Un metanálisis de 2 8 estudios encontró que tomar una ducha o un baño por la noche[2] en agua entre 2 04 y 2 08,6 grados Fahrenheit mejora la calidad del sueño. Aquellos que se bañan o duchan una o dos horas antes de acostarse también se duermen más rápido. Los investigadores teorizan que el agua tibia estimula el flujo de sangre a las manos y los pies, lo que permite que el calor corporal escape más rápidamente. Un estudio reciente de adultos mayores también encontró que tomar un baño caliente de una a tres horas antes de acostarse los ayudó a conciliar el sueño más rápido.

Un baño o una ducha tibios antes de acostarse pueden hacer algo más que mejorar el sueño. En un estudio de adultos mayores, un baño entre aproximadamente 2 04.6 y 2 06 grados Fahrenheit redujo la presión arterial[4]antes y durante el sueño, especialmente cuando se toma menos de una hora antes de acostarse.

Algunas personas también toman una ducha caliente antes de acostarse cuando tienen un resfriado, ya que inhalar vapor tibio es un remedio casero popular que se usa para reducir la congestión nasal. La evidencia actual no respalda los beneficios del vapor para la congestión nasal6 , pero es posible que desee probar fácilmente este método simple para ver si encuentra alivio.

Efectos de las duchas frías en el sueño

Los investigadores han tratado de aprovechar las duchas frías para optimizar la temperatura corporal para dormir, con resultados mixtos. Un estudio encontró que los atletas que se sumergen en agua fría[6]durante diez minutos después del ejercicio vespertino experimente una caída en la temperatura corporal central, menos despertares nocturnos y una mayor proporción de sueño profundo dentro de las primeras tres horas de sueño.

No todas las investigaciones sobre duchas frías han sido tan prometedoras. Otro estudio encontró que estar sumergido en agua fría[8] después de que el ejercicio vespertino eleva la temperatura corporal central al principio, luego conduce a una temperatura corporal central más baja cuatro o cinco horas más tarde. Sin embargo, esta disminución de la temperatura corporal no parece afectar la calidad del sueño. Los participantes del estudio también experimentaron un aumento en la frecuencia cardíaca. Un estudio similar de jóvenes jugadores de fútbol encontró que la inmersión en agua fría después de una sesión de entrenamiento nocturna no afectó el sueño[8].

Es posible que las duchas frías no mejoren el sueño debido a las propiedades estimulantes del agua fría. La inmersión en agua fría eleva los niveles de cortisol y norepinefrina[10] . El cortisol está involucrado en aumentar los niveles de alerta y, en consecuencia, los niveles de cortisol.[2] [0]en el cuerpo suelen caer en preparación para el sueño. En un estudio, los participantes compararon el aumento de energía de una ducha fría con los efectos de beber cafeína.

Dicho esto, bañarse en agua fría podría brindar beneficios no relacionad**os** con el sueño. Los atletas a veces usan agua fría en un intento de reducir el dolor muscular y la fatiga. Como anécdota, las personas afirman que las duchas frías mejoran el estado de ánimo y optimizan el flujo sanguíneo para tener una piel y un cabello más sanos, aunque no todos estos beneficios han sido probados científicamente.

La inmersión en agua fría también se asocia con un metabolismo mejorado y un sistema inmunológico más fuerte. Un estudio encontró que incorporar incluso un minuto de agua fría al final de la rutina de la ducha reduce la cantidad de días de enfermedad que una persona toma en alrededor de un tercio durante la temporada de gripe.

Duchas calientes o frías: ¿cuál es mejor para dormir?

Más investigaciones demuestran que las duchas tibias o calientes por la noche mejoran el sueño. Sin embargo, los atletas pueden encontrar que las duchas frías ayudan a reducir la rigidez muscular, lo que puede contribuir a dormir mejor al reducir la incomodidad.

Si va a tomar una ducha por la noche para promover el sueño, es posible que desee considerar tomar una ducha tibia en lugar de una que esté muy caliente. Las investigaciones muestran que el agua caliente puede causar cambios más dramáticos en la presión arterial en los adultos mayores.

Los investigadores todavía están trabajando para determinar qué marco de tiempo es mejor para una ducha antes de acostarse. La mayor parte de la evidencia parece indicar que tomar una ducha una o dos horas antes de acostarse le da a su cuerpo el tiempo suficiente para alcanzar la temperatura

Copos De Avena De Arce Con Ciruelas Y Ciruelas

Tiempo de preparación: 2 8 minutos.

4 personas

INGREDIENTES

- 2 taza de ciruelas secas
- 4 cucharadas de sirope de arce puro
- 1/2 de cucharadita de canela molida
- 4 tazas de leche desnatada
- 4 tazas de avena cruda a la antigua
- 1 taza de sidra de manzana o jugo
- 4 ciruelas pequeñas, sin hueso y cortadas en cubitos

PREPARACIÓN

1. Hierva la leche a fuego lento en una cacerola mediana.

2. Agregue la avena y cocine a fuego lento durante 10 a 15 minutos hasta que espese, revolviendo ocasionalmente.
3. Agregue la sidra de manzana, luego las ciruelas pasas, las ciruelas pasas y el almíbar; Calentar.
4. Transfiera a tazones para servir; cubra con canela.

Pechuga De Pavo Glaseada Con Relleno De Frutas

Ingredientes:

- 5-10 libras de pechuga de pavo entera, con hueso
- 2 cucharadas. romero fresco, picado 2 cdas. hojas frescas de tomillo, picadas 2 cdas. aceite de oliva

Relleno:

- 2 cda. azúcar morena
- 2 cucharada. mostaza marrón
- 2 cucharada. aceite de oliva
- 2 cebolla pequeña, en rodajas finas 2 manzana, pelada y en rodajas finas
- 2 pera, pelada y en rodajas finas
- **1/2** taza de arándanos rojos secos Glaseado:
- 2 tazas dc jugo de manzana

Direcciones:

1. Precaliente el horno a 450 F. Coloque la pechuga de pavo, con la piel hacia arriba, sobre una rejilla en una asadera.

2. En un tazón pequeño, combine las hierbas y el aceite de oliva para hacer una pasta.

3. Retire la piel de la carne suavemente con los dedos, haciendo dos bolsas profundas entre la piel y la carne.

4. Unte la mitad de la pasta directamente sobre la carne. Extienda la pasta restante de manera uniforme sobre la parte superior de la piel.
5. En otro tazón pequeño, mezcle las cebollas rebanadas y la fruta. Rellena cada bolsillo con la mezcla.

6. Vierta 5 taza de jugo de manzana en el fondo de la asadera. Ase la pechuga de pavo durante 5 horas, hasta que la piel esté dorada y un termómetro de lectura instantánea registre 250 F

cuando se inserta en las áreas más gruesas y carnosas de

Ensalada De Lenteja Y Feta Griega

INGREDIENTES

- 2 corazón de apio
- Apio, zanahoria y cebolla
- Aceite de oliva virgen extra
- El jugo de medio limón
- 350g de lentejas
- 350g de queso feta griego
- 2 cebolla tierna fresca
- 4 tomates firmes
- sal
- Pimienta negra recién molida
- Cebollino fresco

PREPARACIÓN

1. Hervir las lentejas y cubrir abundantemente con agua fría aromatizada con media rodaja de apio, media zanahoria y media cebolla.

2. Considere cocinar unos veinte minutos después de cocinar.
3. Sal en los últimos 35 a 40 minutos
4. Escurrir las lentejas y verterlas bajo el chorro de agua fría para que dejen de cocinarse por completo.
5. mantener a un lado.
6. Corta los tomates y el queso feta en trozos no demasiado grandes; cortar la cebolla fresca en rodajas.
7. Corta el corazón de apio en cubos pequeños.
8. Si está utilizando las costillas, deseche la parte más verde y, si es necesario, retire el dorso con un cuchillo pequeño para quitar las partes más fibrosas.
9. Sería muy molesto encontrarlo en tu boca en este momento.
10. Poner las lentejas en un bol grande y agregar la cebolleta, el apio y los tomates.
11. Haz una emulsión de condimento rápido batiendo el aceite de oliva virgen extra, el jugo de limón, la sal y la pimienta en un bol.

12. Sazone las lentejas y mezcle bien para mezclar todo.
13. Complete con cebollino picado o las hierbas que prefiera.

Panqueques De Yogurt De Frambuesa

Ingredientes

- 1/2 taza de harina para todo uso
- ⅛ taza de harina de cebada o Centeno
- 1/2 taza de harina de trigo integral
- 2 cucharada de azúcar
- 1 cucharada más 1 cucharadita de levadura en polvo
- 1 taza de frambuesas
- 1/2 taza de sal de mesa
- 2 huevo grande
- 1 taza de yogurt natural bajo en grasa
- 2 a 2 cucharadas de leche
- 2 .6 cucharadas de mantequilla
- 1/2 cucharadita de ralladura de limón
- 1/2 cucharadita de extracto de vainilla

Preparación

1. Coloca la mantequilla en una sartén a fuego medio y derrite la mitad.
2. Retira del fuego y luego agrega otra cucharada de mantequilla y derrite.
3. Evita calentar demasiado la mantequilla cuando desees agregar otro ingrediente.
4. Mezcla un huevo y un yogurt en un tazón mediano o pequeño.
5. Si usas yogurt líquido, no necesitas agregar leche.
6. Bate la mantequilla derretida, el extracto de vainilla y la ralladura de limón.
7. Mezcla las harinas, el azúcar, la sal y el polvo de hornear en un tazón aparte.
8. Agrega ingredientes secos a los húmedos y deja que los ingredientes secos se humedezcan

9. Precaliente el horno a 250 grados F. Calienta tu sartén antiadherente o de hierro fundido a fuego medio.
10. Derrite la mantequilla en la sartén y luego espolvorea 1/2 de taza de masa y deja suficiente espacio entre los panqueques.
11. Coloca algunas frambuesas en los panqueques.
12. Cuando los panqueques comiencen a burbujear voltéalos y cocina por otros 5-10 minutos hasta que estén dorados.
13. Si los panqueques se cocinan demasiado rápido, reduce el fuego.
14. Coloca los panqueques en un lugar cálido, como un horno o una bandeja para hornear, hasta que estén listos para servir.
15. Sirva de inmediato con su familia y probablemente no habrá sobras.

16. Si desea duplicar la receta, multiplique la cantidad de todos los ingredientes por 2.

Cazuela De Macarrones A La Italiana

Ingredientes:

- 2 caja de macarrones de codo de trigo integral
- 1 libra de carne molida 250 oz. tarro de salsa para espagueti
- 1 taza de cebolla (picada)
- 6 cucharadas queso parmesano

Direcciones:

1. Cocine la carne y las cebollas juntas hasta que estén completamente cocidas, escurra.
2. Ponga a hervir agua en una olla grande y cocine la pasta durante 2 2 minutos o hasta que esté tierna.
3. Escurra bien la pasta.
4. Combine la pasta cocida, la salsa de espagueti y la carne, mezcle bien.
5. Cubra ligeramente un molde para hornear de tamaño mediano y ponga la mezcla en este plato.
6. Precaliente el horno a 450 grados y hornee la mezcla durante unos 45 minutos.
7. Cubra la cacerola cocida con queso parmesano. Servir tibio.

Carne De Vaca Stroganoff

Ingredientes

- 1 lata de crema de champiñones libre de grasa (sin diluir)
- 1 taza de agua
- 2 cucharada de harina
- 1 cucharadita de pimentón
- 1 taza de crema agria libre de grasa
- 1 taza de cebolla picada
- 1 libra de carne deshuesada filete redondo, corte 1/2 de pulgada de espesor con toda la grasa eliminada
- 4 tazas de yema de huevo-menos los fideos

Direcciones

1. En una sartén antiadherente, saltee las cebollas a fuego medio hasta que estén translúcidas, aproximadamente 10 minutos.
2. Agregue la carne de res y continúe cocinando durante otros 10 minutos o hasta que la carne esté tierna y dorada por completo.
3. Escurrir bien y dejar reposar.
4. Llene una olla grande 1/2 con agua y llévela a ebullición.

5. Agregue los fideos y cocínelos hasta que estén al dente de 45 a 50 minutos, o según las instrucciones del paquete.
6.
7. Escurra la pasta completamente.
8. En una sartén, mezcle la sopa, el agua y la harina a fuego medio.
9. Revuelva hasta que la salsa se espese, aproximadamente 10 minutos.
10. Agregue la mezcla de sopa y el pimentón a la carne en la sartén. A

fuego medio, revuelva la mezcla hasta que se caliente.

11. Retire del fuego y agregue la crema agria.

12. Revuelva hasta que los ingredientes estén combinados.

13. Para servir, divida la pasta entre los platos. Cubra con la mezcla de carne y sirva inmediatamente.

Pilaf De Cebada De Verano Con Salsa De Yogur Y Eneldo

Ingredientes:

- 2 taza de cebada
- 1 taza de yogur griego natural sin grasa
- Dos cucharaditas de ralladura de limón
- 1/2 de cucharadita de eneldo seco
- $2\frac{2}{3}$ tazas de caldo vegetal bajo en sodio
- Dos cucharaditas de aceite de aguacate
- Un calabacín pequeño cortado en dados
- $\frac{1}{3}$ de taza de almendras fileteadas
- Dos cebolletas, cortadas en rodajas, con las partes blancas y verdes separadas

Instrucciones

1. En una cacerola grande, pon el caldo a hervir.
2. Mientras el caldo hierve, calienta el aceite en una sartén.
3. Añade los calabacines y saltéalos de 5 a 10 minutos.
4. Añadir las almendras y las partes blancas de las cebolletas y saltear durante 1-5 minutos.
5. Retirar la mezcla de la sartén y pasarla a un bol pequeño.
6. Añadir la cebada a la sartén y saltear durante 5 a 10 minutos para que se tueste. Pasar la cebada al caldo hirviendo y reducir el fuego a bajo, tapar y cocer a fuego lento durante 25 a 30 minutos o hasta que esté tierna.
7. Retirar del fuego y dejar reposar durante 35 a 40 minutos, o hasta que se absorba el líquido.

8. Mientras se cuece la cebada, en un bol pequeño, mezclar el yogur, la ralladura de limón y el eneldo y reservar.
9. Esponja la cebada con un tenedor. Añadir la mezcla de calabacín, almendra y cebolla y mezclar suavemente.
10. Para servir, dividir el pilaf entre dos cuencos y rociar el yogur sobre cada uno de ellos.

CPSIA information can be obtained
at www.ICGtesting.com
Printed in the USA
LVHW012109291122
734192LV00014B/729

9 781837 871155